AF404176

UNE MISSION EN ESPAGNE

L'HYGIÈNE SCOLAIRE

ET

LES EXERCICES PHYSIQUES

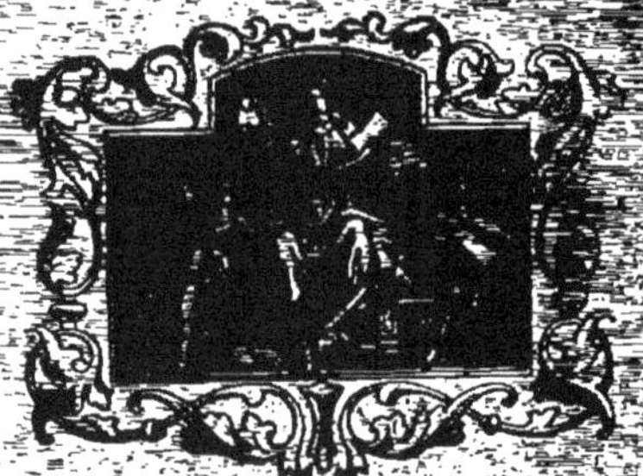

PARIS

LIBRAIRIE CH. DELAGRAVE

15, RUE SOUFFLOT, 15

1892

DR C. DELVAILLE

UNE MISSION EN ESPAGNE

L'HYGIÈNE SCOLAIRE

ET

LES EXERCICES PHYSIQUES

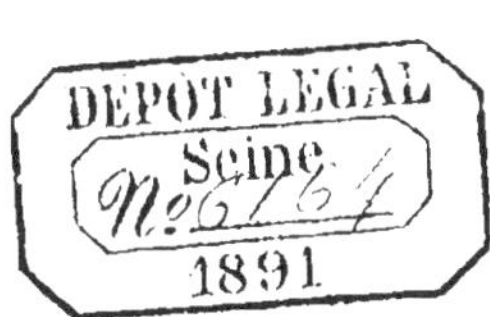

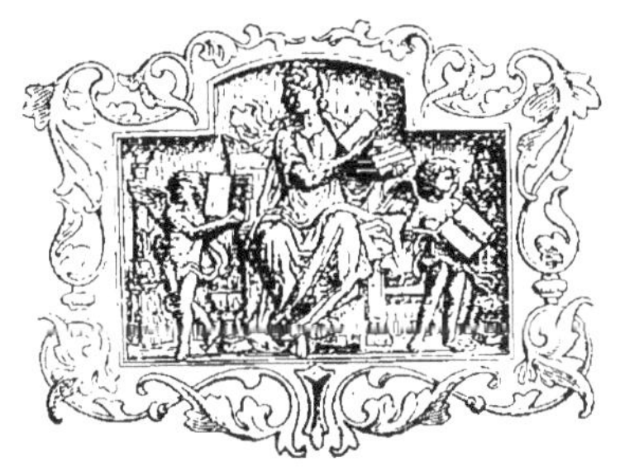

PARIS

LIBRAIRIE CH. DELAGRAVE

15, RUE SOUFFLOT, 15

1892

INTRODUCTION

Chargé par **MM.** les ministres de l'instruction publique et de l'intérieur d'étudier en Espagne, pour le premier département, l'hygiène scolaire et les exercices et jeux physiques pratiqués dans les écoles, pour le second, l'hygiène en général et l'assistance, j'ai accompli, en avril et mai dernier, un voyage à travers la péninsule ibérique.

Je n'espérais pas trouver dans ce pays des progrès tels qu'ils dussent s'imposer au nôtre, et lui servir de modèle. On pouvait croire du moins, qu'en ce qui touche la mission, qu'a bien voulu me confier M. le ministre de l'instruction publique, je rencontrerais certaines particularités curieuses, originales, caractéristiques de cette partie de l'Europe qui, par sa structure et sa situation, jouit de climats si divers; qui, au point de vue ethnologique, possède des habitants de constitutions physiques, de mœurs, et même, jusqu'à une époque récente, d'habitudes politiques si différentes.

On verra, dans le cours de ce mémoire, que la récolte n'a pas été à la hauteur de mes espérances; mais peut-être le récit de ce qui se fait dans les écoles primaires d'Espagne, de l'ardeur qu'apportent au relèvement de cette nation, jadis si prospère, et qui peut le devenir encore, tant d'hommes de foi et de bonne volonté, sera-t-il considéré avec quelque intérêt, ne fût-ce que comme l'addition à l'histoire de la pédagogie contemporaine d'une monographie qui n'existait pas.

Je ne sais pas si beaucoup d'Espagnols la liront, mais d'après ce que j'ai pu observer, le plus grand nombre — une élite exceptée — ignorent la situation scolaire de leur patrie. Or en ceci comme en toute autre matière, il faut connaître le mal pour trouver le remède.

Je ne prétends pas, cependant, avoir tout vu, n'avoir rien négligé; dans cette investigation, des faits utiles à connaître ont pu m'échapper; par la publication de l'ensemble j'aurai peut-être la bonne fortune d'appeler la révélation de certains détails omis, et d'arriver ainsi à diminuer les taches du tableau.

Pour entreprendre le travail assez ingrat qui m'est échu, il me fallait d'abord avoir une esquisse de ce tableau, procéder à une sorte d'enquête préalable sur la situation de l'hygiène scolaire dans la plupart des provinces. C'est ce que j'ai fait, en envoyant quelques mois à l'avance, soit à des amis, soit aux consuls français représentant nos intérêts en Espagne, une double feuille de demande de renseignements.

Le premier questionnaire portait sur les points suivants :

— Nombre d'écoles publiques de la ville : écoles de garçons, écoles de filles, écoles de petits *(parvulos)*, l'analogue de nos écoles maternelles ;

— Idée de la fréquentation scolaire suivant les saisons ;

— Age scolaire ;

— La vaccination est-elle obligatoire pour l'enfant qui veut entrer dans une école ?

— Y a-t-il une règle pour la rentrée d'un enfant qui est sorti de l'école pour cause de maladie ?

— Opère-t-on pendant la durée des études une revaccination des élèves ?

— Quels sont les jeux et exercices pratiqués dans les écoles ?

Le second questionnaire s'adressait à divers maîtres ou maîtresses des trois espèces d'écoles, de façon à ce qu'il y eût, pour la plus petite ville, munie des trois écoles, trois questionnaires à remplir, et, pour d'autres plus grandes, deux et même trois questionnaires par chaque genre d'écoles, soit six ou neuf pour une ville importante.

Voici les points traités par ce questionnaire :

— Date de la création de l'école ;

— Est-elle dans un local spécialement construit pour cet usage, ou dans un local qui avait autrefois une autre destination ?

— Quel est le nombre des salles de classes? — Quels sont les dimensions de chacune d'elles?

— Quel est le mode d'entrée de la lumière?

— Quels sont les procédés de chauffage, d'éclairage, d'aération?

— Quel est le système de bancs et tables?

— Quelles sont les heures d'entrée et de sortie des élèves?

— Les enfants mangent-ils à l'école, et comment? La nourriture leur est-elle fournie ou vendue par quelque association (analogue à nos caisses des écoles)?

— Les élèves jouissent-ils de moments de récréation, à quels jeux s'y livrent-ils, et dans quel endroit de l'école ou extérieur à l'école?

— Leur enseigne-t-on la gymnastique, qui, comment, où, et à quelles heures?

— Y a-t-il des gradins, quelles sortes d'exercices y fait-on (pour les écoles maternelles)?

— Qui s'intéresse à la propreté des enfants, les parents, les maîtres, ou les uns et les autres?

— Situation, tenue, nombre des privés.

— Qui se charge du nettoyage des diverses parties de l'école?

— L'école a-t-elle un médecin chargé de l'inspecter?

— A-t-elle présenté quelque épidémie, et quelles mesures ont été prises à cette occasion?

— Quelles sont les punitions employées?

— Y a-t-il des promenades, des excursions, des colonies de vacances?

Après avoir étudié les réponses à ces deux questionnaires, obtenues d'ailleurs, avec quelque lenteur dans certaines villes, j'ai pu, connaissant déjà la législation scolaire, me faire une idée de l'ensemble, et esquisser, comme je l'ai dit, le tableau qui me restait à peindre.

Je n'ai plus fait, dès lors, un voyage à l'aventure, perdant mon temps à trouver les points sur lesquels devaient porter mes recherches; je savais où j'allais et j'ai abrégé d'autant mon enquête, tout en la rendant plus précise et plus sérieuse.

Grâce au zèle, à la complaisance et à l'amabilité de nos consuls et vice-consuls, grâce à l'empressement et à l'obligeance des autorités qui m'ont ouvert bien des portes, conduit elles-mêmes à ce que je désirais voir, j'ai en effet beaucoup vu, et j'ai essayé de traduire aussi brièvement, et aussi clairement que possible, mes impressions.

Si dans les remerciements bien dus déjà à mes hôtes, je ne nomme personne, pas même d'excellents confrères en médecine, je ne saurais cependant oublier d'exprimer à deux hautes autorités la reconnaissance que je leur dois.

La première est M. le président du conseil des ministres, qui a bien voulu m'accorder un entretien au cours duquel il a écouté les premiers résultats de ma mission et m'a donné des recommandations spéciales pour **MM.** les gouverneurs des provinces et pour d'autres fonctionnaires de la capitale.

La seconde personne a qui j'ai à rendre grâce pour sa bienveillance et la cordialité de son accueil, c'est **M.** Cambon, alors ambassadeur de la République française auprès du gouvernement espagnol, qui sait faire aimer et respecter là-bas notre pays, et qui met au service des intérêts français à Madrid, et dans le reste de l'Espagne, une intelligence et une ardeur remarquables.

J'ai pu, grâce à ses recommandations, trouver accès facile là où m'appelait ma mission, et arriver plus vite et plus aisément à mon but. Je l'en remercie profondément et je tenais à constater l'expression de ma reconnaissance à la fin même de cette introduction à mon travail.

§ 1. — L'HYGIÈNE SCOLAIRE

I

Tout d'abord, je crois devoir présenter un résumé des lois espagnoles qui régissent l'instruction primaire ; il permettra de comprendre les détails dans lesquels j'aurai à entrer.

Le décret du 4 août 1836 impose aux communes de cent familles *(vecinos)* une école primaire, et, en outre, à celles de 1,200 familles une école primaire supérieure. Ce n'est que lorsque les ressources le permettront qu'il y aura lieu, dit le décret, de faire des écoles séparées pour les filles. Une école normale de garçons sera créée dans chaque province, ou bien plusieurs provinces s'associeront pour en établir une à frais communs.

Un décret postérieur, daté du 1er janvier 1837, prescrit les conditions hygiéniques des écoles, détermine la nature du mobilier et du matériel, d'ailleurs fort simples l'un et l'autre.

Le décret du 13 décembre 1840, en obligeant chaque province à posséder une école normale de garçons, prescrivit l'annexion d'une école pratique devant servir de terrain pratique pour les élèves-maîtres.

Un décret daté du 4 mars 1844 est plus explicite au point de vue de l'hygiène. Il ordonne que l'école soit bien située et bien ventilée, suffisamment grande, pourvue d'une cour dans laquelle les enfants pourront s'amuser aux heures de récréation. Un nouveau décret du 23 septembre 1847, un autre du 24 juillet 1856, stimulent le zèle des autorités municipales pour l'édification d'écoles nouvelles ou l'aménagement des locaux anciens.

La loi du 9 septembre 1857 institue l'enseignement primaire obligatoire pour les enfants de six à neuf ans, sous peine d'une amende de 50 centimes à 5 francs à infliger aux parents.

La même loi modifie le décret du 4 août 1836 et prescrit, pour chaque commune de 500 âmes, une école complète de garçons et une de filles complète ou incomplète. Pour 2,000 habitants, le nombre (avec maître non breveté) des écoles est doublé, et, au delà de 2,000, il y aura une école nouvelle de chaque sexe par 2,000 habitants supplémentaires.

Une école primaire supérieure est imposée, et une école maternelle sera encouragée dans tout chef-lieu de province et dans toute ville de

10,000 âmes. Dans ces villes, aussi, il y aura une école d'adultes et une école de dessin linéaire et industriel.

Le premier soin du gouvernement qui se forma après la Révolution de 1868 fut de s'occuper de la réfection des écoles, qui étaient alors, pour la plupart, dans un état déplorable, assez analogue à celui que nous ont dépeint les inspecteurs généraux français en 1879 et 1880. Le 18 janvier 1869 parut un décret qui instituait un concours entre les architectes pour la confection de plans d'écoles qui toutes, en dehors de la salle de classe, devaient avoir un logement pour le maître, une bibliothèque et un jardin de récréation.

La commission nommée pour examiner les plans ne présenta son rapport qu'un an après ; elle mettait à la construction des écoles les conditions suivantes, qui furent sanctionnées par un décret :   -

Maximum de 120 élèves par école, avec 75 centimètres carrés par élève pour le système simultané (système français) et un mètre carré pour le système mutuel ;

Capacité de 3 mètres cubes par élève ;

Hauteur minimum de la salle de classe 3ᵐ,10 ;

Éclairage bilatéral par fenêtres donnant 14 décimètres carrés par élève ;

Élévation du sol de la classe à 80 centimètres de celui de la rue, ledit sol étant de bois ou de pierre ;

Surveillance facile des privés situés dans une galerie voisine de la classe et en communication avec le jardin (un privé pour 20 élèves) ;

Construction d'un préau couvert servant aussi de gymnase ;

Établissement d'un vestiaire ;

Alimentation d'eau pour le lavage et la boisson.

Les prescriptions de ce décret de janvier 1870 ne sont pas remplies, à l'heure actuelle. Beaucoup de municipalités ne veulent pas dépenser pour leurs écoles, et quelques-unes doivent encore aux maîtres d'importantes sommes[1] ; les parents d'ailleurs se désintéressent de l'instruction de leurs enfants. Il y a cependant quelques bons esprits parmi les instituteurs et parmi les écrivains s'occupant de pédagogie, qui sentent le besoin de réveiller l'indifférence de leurs concitoyens en matière d'enseignement, et qui y parviendront certainement.

Après avoir exposé la législation qui régit, en Espagne, l'enseignement primaire, nous allons dire comment elle est respectée dans les différentes écoles que nous avons visitées ; mais auparavant il sera bon de jeter un coup d'œil sur l'organisation des écoles de Madrid, conformément aux règles que le pouvoir central a établies spécialement pour elles. Nous

---

1. En octobre 1891, la *Gaceta* a publié l'état de ces dettes, qui montent à 8,184,465 fr. ; la province de Malaga y figure pour 931,223 fr., celle de Grenade pour 855,776 fr. Il faut faire une honorable exception pour les municipalités des trois provinces basques et de la province de Pontevedra.

ne remonterons pas plus haut que l'année 1884, époque à laquelle nous trouvons la création de l'inspection médicale de tous les établissements scolaires de la capitale, avec un traitement de 3,000 francs payé par l'État au médecin inspecteur en chef, et l'obligation pour lui d'inspecter les écoles au point de vue de la salubrité et de l'hygiène; de proposer au ministre du Fomento, ou à la Commission municipale (*Junta local de primera enseñanza*), les réformes hygiéniques qu'il jugera indispensables; d'examiner, en ce qui concerne leur salubrité, les locaux que la municipalité destinera à devenir des écoles.

Cette commission a été réorganisée par un décret du 12 mars 1885, signé Alphonse XII. Elle se compose de l'alcade (maire), de deux conseillers municipaux élus par l'ayuntamiento (conseil municipal), d'un ecclésiastique nommé par l'évêque, du directeur de l'école normale des garçons ou de son délégué, du maître de l'école pratique annexée à l'école normale, d'un membre pris par le gouverneur civil (préfet) parmi les douze plus forts contribuables, enfin de deux directeurs d'écoles libres choisis, par les membres ci-dessus, parmi les directeurs d'écoles ayant plus de deux ans d'exercice à Madrid, dans une école fréquentée annuellement par plus de 80 élèves.

A cette commission chargée de dresser le budget scolaire de la capitale, lequel doit toujours être approuvé par le conseil municipal, et de proposer la création d'écoles nouvelles, et les améliorations à introduire dans l'enseignement primaire, viennent s'adjoindre des commissions spéciales pour chacun des dix districts en lesquels est partagée la ville de Madrid.

Les commissions de districts se composent d'un adjoint au maire, d'un conseiller élu par le conseil municipal, d'un ecclésiastique désigné par l'évêque, de deux pères de famille, électeurs du district, dont le zèle pour l'enseignement est de notoriété publique, dit le règlement du 30 juin 1885.

Ces commissions ont pour fonction de proposer à la commission municipale les budgets et les améliorations des écoles de leurs districts respectifs, de prendre possession des locaux d'écoles, avec l'approbation de la commission municipale, et de procéder à la nomination des maîtres, dont le recrutement se fait moitié au concours, moitié au choix, dans des conditions que je n'ai pas à indiquer ici.

Pour que l'enseignement soit bien donné et n'excède pas la force du maître, le décret du 12 mars 1885 stipule, à l'article 21, que, dans chaque école sur le registre matricule de laquelle seront inscrits 60 élèves, il y aura un maître auxiliaire; pour un plus grand nombre d'élèves, la commission municipale décidera, sur l'avis de la commission du district, s'il y a lieu de nommer d'autres auxiliaires, lesquels ont un traitement de moitié inférieur à celui du titulaire. Disons, en passant, que le titulaire, nommé toujours après quatre ans de stage, est propriétaire de son emploi et a le droit de choisir ses auxiliaires sur la liste de mérite dressée par la commission du district (art. 22).

Voici maintenant les conditions d'admission d'un enfant dans une école publique.

Le père ou le tuteur de l'enfant doit porter au siège de la commission du district un certificat de naissance du futur élève (trois ans pour les écoles maternelles, ou *escuelas de parvulos*, et, au moins six et quatorze ans pour les écoles primaires, primaires supérieures, et d'adultes); de plus un certificat du médecin inspecteur scolaire du district constatant que l'enfant est vacciné et n'a aucune maladie contagieuse.

Comme au secrétariat de chaque commission de district est déposé un registre indiquant le nombre d'élèves que peut contenir chaque école, on ne délivrera jamais de bulletin d'admission pour l'école dont l'effectif réglementaire aura été atteint. Pour entrer dans une des écoles supérieures il faut en outre que l'élève passe un examen devant un jury composé d'un inspecteur, du titulaire de l'école et du directeur d'une autre école élémentaire du district nommé par l'inspecteur en chef. Le candidat devra prouver qu'il possède les matières de l'enseignement élémentaire.

Les vacances ne sont pas en Espagne fixées aux mêmes dates que chez nous. A Madrid, comme dans le reste du pays, les grandes vacances vont du 18 juillet au 31 août. Il y a en outre quatre jours de vacances au Carnaval, sept jours à Pâques, un jour le 12 mai, un jour à Pentecôte, huit jours à la Noël (le premier janvier non compris), les jours où se célèbrent la fête du Roi et celle de la Régente.

L'heure des classes fixée par le règlement varie, suivant la saison, de 9 h. à midi et de 2 à 5 h. du 1er septembre au 1er mars, de 8 à 11 h. et de 2 à 5 h. pour mars et avril, de 8 à 11 h. et de 3 à 6 h. pour les mois de mai, juin, et moitié de juillet. On voit que, durant les mois chauds de l'année, l'enfant jouit d'un repos de quatre heures dans l'intervalle de classe ; il en profite pour aller prendre son repas chez lui, car c'est à peine si certaines écoles maternelles de Madrid et du reste de l'Espagne mettent un réfectoire à la disposition des élèves. Il faut dire que, dans certaines écoles, vingt ou trente minutes de cet intervalle entre les classes sont employées à des exercices gymnastiques.

Il ne sera pas inutile de donner une idée du programme des écoles primaires élémentaires et supérieures, afin de faire comprendre comment est établi l'emploi du temps. En voici le résumé :

Ecoles élémentaires. — Doctrine chrétienne et histoire sainte (Ancien et Nouveau Testament). — Lecture. — Ecriture avec exercices de composition et de rédaction. — Orthographe, grammaire et exercices d'orthographe et de rédaction. — Arithmétique jusqu'aux règles de société et de trois. — Notions d'industrie, de commerce et d'agriculture (sans la comptabilité), suivant les villes. — Travaux de couture et de coupe (broderie, etc.). — Chacune de ces matières est divisée en trois cours de force différente.

Écoles primaires supérieures. — Ici aussi est adoptée la division en trois cours. Les matières enseignées sont les mêmes que dans l'enseignement primaire avec plus de développements. — Pour la lecture, il est donné quelques leçons de littérature espagnole aidées de la biographie des principaux auteurs. — L'arithmétique va jusqu'à la table de logarithmes. — L'enseignement de l'industrie, du commerce et de l'agriculture comprend la comptabilité, l'économie rurale et politique, l'exploitation agricole, etc. — A ces notions s'ajoutent le dessin linéaire, la géométrie, l'arpentage; puis des notions d'histoire et de géographie principalement appliquées à l'Espagne; des notions de physique et d'histoire naturelle, des notions de chimie comprenant simplement l'étude de l'air et de quelques métaux. — L'hygiène n'est pas négligée dans ce programme des écoles supérieures de filles [1]. Elle est intimement mêlée à l'économie domestique pratique ou science du ménage. On y étudie les causes d'altération de la santé et les moyens de les combattre, l'influence de la propreté, le choix de l'habitation, les procédés à employer pour la rendre salubre (ventilation, etc.), les aliments, les boissons, l'exercice, les soins à donner à telle ou telle partie du corps, les maladies les plus communes et les moyens de les prévenir. Les devoirs de chaque membre de la famille, tant au point de vue matériel qu'au point de vue moral, sont enseignés à l'élève. — Enfin, les ouvrages de main de la femme sont l'objet d'un enseignement complet comprenant les notions de dessin qui leur sont applicables, et l'exécution de ces travaux dans leurs variétés auxquelles excellent les jeunes filles espagnoles, et dont j'ai vu de remarquables spécimens dans presque toutes les écoles de la Péninsule.

Passons maintenant à l'emploi du temps.

Prenons le lundi dans une école supérieure de l'un et l'autre sexe.

Nous trouvons : 1º pour la classe du matin, 10 minutes consacrées à la revue des enfants, à la prière; 20 minutes à des exercices d'analyse de la parole, de jugement, de composition; 40 à la grammaire; puis vient un repos de 20 minutes consacré à des chants ou à la gymnastique; 40 minutes à l'écriture; 10 minutes au repos et 40 minutes à la géométrie.

2º Pour la classe du soir : revue et prière 10 minutes; leçon de géographie, 20 minutes; géographie astronomique, 40; repos et gymnastique, 20; leçon d'industrie et de commerce, 40 ; puis, après un intervalle de 10 minutes pour délassement, la classe se termine par 40 minutes consacrées à la doctrine chrétienne et à l'histoire sainte.

Ces quarante minutes finales consacrées à ces dernières matières se répètent chaque jour, de même que toutes les fractions d'heures de classe consacrées au repos ou à la gymnastique.

Remarquons aussi que, pour les écoles de filles, il y a dix minutes

---

1. Elle ne figure pas aux programmes des écoles de garçons.

de moins consacrés au repos et à l'exercice physique, et que, pendant 90 minutes, chaque après-midi, l'élève s'occupe de travaux manuels.

Voici maintenant l'emploi du temps le lundi dans les écoles élémentaires.

Le matin, 10 minutes pour revue et prière; 20 pour exercices pratiques de grammaire; 40 pour grammaire théorique; 20 pour repos et gymnastique; 40 pour écriture; 10 minutes pour repos; 40 minutes pour lecture; ces quatre dernières divisions se répètent chaque jour.

L'après-midi, 10 minutes pour la revue et la prière, 20 minutes pour exercices de composition et d'orthographe; 40 pour l'industrie; 20 pour le repos et la gymnastique; 40 pour la lecture ou l'écriture; 10 pour le repos; 40 pour l'histoire sainte et la doctrine.

Comme dans les écoles supérieures, 90 minutes sont consacrées, l'après-midi, par les filles aux ouvrages de main, précédées de 20 minutes pendant lesquelles elles font des lectures ayant trait à ces ouvrages.

Je vois au programme que les après-midi du jeudi doivent être, dans toutes les écoles primaires, élémentaires et supérieures, consacrées à des promenades instructives; mais je dois dire que cette partie du règlement est peu obéie dans les écoles espagnoles.

Quant à la récréation et aux exercices gymnastiques, là où il n'existe pas d'appareils de gymnastique française ou de gymnastique suédoise, ils se bornent aux mouvements de flexion de la tête, des bras et des jambes, accompagnés soit de chants variés, soit de numération chantée de nombres de 1 à 100, par exemple, qui sont assez monotones. Toute l'école y prend part, ainsi que je l'ai vu dans une école de filles de Barcelone, et cet exercice paraît intéresser les élèves.

Pour expliquer l'absence d'exercices gymnastiques, et même de récréation, dans les écoles espagnoles, il faut dire que la plupart d'entre elles n'ont qu'une classe unique ayant quelquefois 17 à 18 mètres de long sur 5 à 6 de large, 4^m,50 à 5^m,20 de hauteur.

Le nombre des élèves qui fréquentent une telle école varie de 100 à 150, et le maître est aidé dans sa tâche par un ou deux auxiliaires, suivant le nombre des élèves.

La classe, ou plutôt l'école, est donc virtuellement divisée en deux ou trois classes dirigées chacune par un des maîtres titulaire ou auxiliaires, et cette division, qui n'est que factice, doit nuire à l'enseignement.

II

En faisant cette description et cette critique, nous visons l'enseignement simultané, tel qu'il est pratiqué aussi chez nous, c'est-à-dire chaque maître enseignant en même temps à tous les élèves d'une classe ou d'une section de classe.

Mais en Espagne ont régné longtemps et conservent encore de profondes racines le système de l'enseignement individuel et celui de l'enseignement mutuel, que beaucoup de Français ont connu et subi.

L'instruction, dans ce dernier cas, est donnée par le maître à des moniteurs qui le transmettent à leurs camarades; c'est un procédé que nous n'avons pas à apprécier; il a été jugé par de plus compétents. Il ne donne, on le sait, qu'une instruction imparfaite et, parfois, il produit du surmenage sur les moniteurs, tout en privant les élèves de l'action éducatrice directe du professeur; donc, au double point de vue pédagogique et hygiénique, il paraît condamné. En Espagne, il a encore quelques racines; mais il a, depuis un certain temps, cédé un peu de sa suprématie au système simultané, et, dans beaucoup d'écoles, il s'est associé avec lui pour former le système *mixte*.

Je peux dire que je n'ai observé, dans mes visites aux écoles espagnoles, que le système mixte, et je l'ai vu, par exemple, à l'école pratique annexée à l'école normale des filles de Séville. Je m'y trouvais au moment où les élèves-maîtresses faisaient la classe dans une des deux grandes salles de cette école, qui m'a paru convenablement agencée sous le rapport de l'hygiène. Dans cette salle il y a, le long de chacun des grands côtés, quatre séries de bancs et tables de forme circulaire, ou à peu près; autour de chaque table s'asseoient huit élèves, tandis que l'élève-maîtresse est placée au milieu, et fait la classe comme, dans d'autres écoles, ferait un moniteur.

La dernière statistique parue concernant l'enseignement primaire est de 1885, l'avant-dernière date de 1880. Voici comment, à ces deux dates, les écoles se répartissaient entre les divers modes d'enseignement :

	1880	1885	Gain et Perte
Mode individuel . .	1,943	611	— 1,332
— simultané . .	8,672	5,559	— 3,013
— mutuel . . .	357	267	— 90
— mixte	11,376	17,082	+ 5,606
	22,348	23,519	+ 1,171

Le gain fait par l'enseignement mixte, 5,606 écoles, correspond aux pertes faites par les autres enseignements augmentées du nombre d'écoles nouvelles qui se sont créées. Ce mouvement d'accroissement du procédé mixte a dû s'accentuer depuis 1885, et l'on voit que ce mode d'enseignement s'est installé de 1880 à 1885 dans 3,013 écoles, au préjudice de l'enseignement simultané qui nous semble, à nous Français, le plus rationnel et le plus pratique.

L'emploi du système mixte explique pourquoi l'école ne se compose que d'une grande classe; et comme il n'y a pas, à côté de cette salle, dans la plupart des écoles, une autre pièce; comme, du reste, les enfants quittent l'école pour aller dîner, deux heures au minimum par jour, et quatre heures au maximum, on comprend qu'il n'y ait pas de récréation possible, et que les exercices physiques se bornent aux mouvements de flexion dont je parlais tout à l'heure.

J'ai cependant vu à Bilbao deux écoles de garçons et de filles accolées l'une à l'autre, situées dans un quartier neuf, et dans lesquelles, outre une immense salle de classe, il y avait un préau couvert très grand aussi. Par exception il y avait également, à côté de la grande salle rectangulaire, une plus petite salle carrée, dans laquelle, à ce moment, l'enseignement était donné par un jeune homme, fils du maître, qui faisait, auprès de son père, l'office de maître auxiliaire non rétribué.

Je saisis cette occasion de dire que, dans plusieurs écoles de Séville, Cordoue, etc., j'ai vu les maîtres titulaires payer de leurs deniers des auxiliaires, que, pour un motif ou pour un autre, l'ayuntamiento ne voulait pas leur accorder.

Comme tout se passe dans la même pièce, exercices corporels et intellectuels, on profite de la sortie des élèves pour aérer la classe dont la ventilation ne se fait que par l'ouverture des fenêtres et, le plus souvent, en dehors de l'heure de classe. Il est des régions de l'Espagne, cependant, où, vu la haute température régnante, et l'isolement des écoles des lieux bruyants, on peut laisser les fenêtres ouvertes pendant les leçons.

Voici quelques renseignements recueilis dans mes visites aux écoles d'Espagne.

En ce qui concerne le nombre d'écoles de chaque ville, rien n'est plus variable, et ce n'est pas toujours le nombre des habitants qui règle le chiffre des écoles; c'est le plus ou moins d'autorité et de zèle des ayuntamientos.

Pour une population de 30,000 habitants, Saint-Sébastien a 8 écoles urbaines et 14 rurales; il y en a 6 à Torrevieja, pour 7,000 habitants; 58 à Séville, y compris les écoles simplement subventionnées, pour 126,000 habitants; à Malaga, 28 pour 133,000; à Saragosse, 40, sans compter 20 écoles d'associations religieuses, pour 94,538 habitants; à Logroño 13 pour 16,000 habitants; à Madrid, 180 pour 400,000 habitants.

La fréquentation scolaire est satisfaisante, surtout dans les parties tempérées. Mais, dans les parties chaudes, les travaux des champs, et aussi la haute température diminuent l'assiduité. Cependant à Oviedo c'est en hiver que la fréquentation diminue.

Comme en France, la plupart des enfants restent jusqu'à douze ans à l'école, qu'ils quittent parfois avant cet âge pour apprendre un métier. Dans les écoles supérieures, malgré l'organisation des cours réguliers d'années d'étude, les enfants ne restent guère au delà de quatorze à quinze ans.

Presque partout, c'est l'architecte de la ville qui s'occupe de la construction de l'école, mais la commission de santé est souvent appelée à donner son avis.

Bien que l'inspection médicale soit recommandée par les circulaires ministérielles, elle n'est pas toujours pratiquée. Dans plusieurs villes, ce sont les médecins de l'assistance à domicile qui font ce service ; des villes importantes, telles que Cadix, Saragosse, Alicante, Pampelune, en sont dépourvues.

Le nombre des heures de classe est, dans toutes les villes, de six heures, conformément à la loi, et j'ai dit plus haut quel était l'emploi de ces heures interrompues par des repos de 10 à 20 minutes.

Dans beaucoup d'écoles, on ne laisse pas entrer les enfants sans qu'ils apportent un certificat du médecin présenté à l'ayuntamiento, et constatant que l'enfant a été vacciné. La loi le veut ainsi ; mais, dans quelques établissements d'instruction primaire publique, ce certificat n'est pas exigé. Un récent décret vient de prescrire à nouveau cette formalité.

Les écoles se ferment quand il règne une épidémie qui atteint quelques-uns de leurs élèves, et il en est dont l'autorité, après le licenciement des enfants, n'a permis la réouverture qu'après la cessation complète de l'épidémie et la désinfection des locaux. Ce sont surtout la variole, la rougeole, la diphtérie, la scarlatine qui donnent lieu à ces mesures. En outre, dans quelques écoles, quand l'affection contagieuse n'a touché que deux ou trois enfants, la rentrée de ceux-ci n'est permise que s'ils se présentent avec un certificat de l'inspecteur médical des écoles ou du médecin habituel du petit malade.

L'obligation de revacciner les enfants à un certain âge, qui a été récemment introduite en France, n'est appliquée que rarement en Espagne. Madrid est la seule ville où j'aie vu la revaccination obligatoire pour les enfants de neuf ans.

J'ai recherché comment était enseignée la gymnastique, dont j'ai parlé ailleurs, et j'ai vu qu'à raison du peu de temps que l'enfant reste à l'école en dehors des heures de classe, elles sont rares les écoles où soit le maître, soit un professeur spécial (Séville, Saint-Sébastien) enseignent la gymnastique, qui est quelquefois la gymnastique suédoise, et plus souvent la gymnastique sans appareil dite gymnastique de chambre (*gimnástica de salon*).

Même dans les écoles privées d'enseignement primaire ou secondaire, et alors qu'il s'agit d'internes, la gymnastique n'est, pour ainsi dire, enseignée que comme art d'agrément aux élèves qui veulent l'apprendre et la payer.

Les instituts d'enseignement secondaire entretenus par l'État (les analogues de nos lycées et collèges) sont des externats, et, chez eux, il n'y a pas d'enseignement de la gymnastique.

III

En parlant, tout à l'heure, des locaux scolaires, j'ai dit que les municipalités s'occupent généralement de leur construction ; mais beaucoup d'écoles ne sont pas la propriété des villes, elles sont louées par elles ; d'autres ont été acquises par les villes, mais elles avaient autrefois une autre destination. Les villes dans lesquelles se sont faites des constructions spéciales sont rares. Je pourrai citer Saint-Sébastien, Bilbao, Malaga, Oviedo, Xérès, Pasages, Palma, Logroño, Irun surtout, Almeria, Badajoz, Madrid et Barcelone, pour un petit nombre d'écoles; mais beaucoup de villes se préparent à bâtir des édifices spécialement consacrés à l'instruction primaire. Madrid, Barcelone, Séville, Pampelune, sont dans ce cas.

J'ai dit aussi que la plupart des écoles ne comprenaient qu'une classe. A Pampelune, cependant, j'ai vu une école fort bien organisée dirigée par un maître unique ayant sous ses ordres quatre auxiliaires qui enseignaient chacun dans sa classe.

Les procédés de chauffage sont à peu près les mêmes que chez nous; mais, vu le climat de la péninsule beaucoup moins d'écoles proportionnellement sont munies de poêles construits et entretenus d'une façon rationnelle [1]. Dans certaines écoles, c'est le brasero qu'on emploie, sans qu'on ait eu à déplorer des accidents inhérents à ce mode détestable et dangereux de chauffage.

L'éclairage, quand il a lieu, se fait soit par le gaz, soit par le pétrole, mais on a de moins fréquentes occasions d'y recourir que chez nous, et les heures de fermeture de l'école, dont j'ai mentionné plus haut la variété suivant les saisons et suivant les latitudes, permettent de faire sortir les enfants avant que l'éclairage de la classe soit devenu nécessaire.

L'espace donné aux enfants varie suivant les écoles. Bien que le règlement fixe à 3^{mc} la capacité nécessaire pour chaque élève, ce chiffre est loin d'être atteint partout.

A Irun, dans certaines écoles, chaque élève a 5^{mc},60, à Logroño 7^{mc}, à Almeria, à Séville 5^{mc}, à Salamanque 5^{mc} et 7^{mc}, à Malaga et Santander 4^{mc}; mais que d'écoles n'offrent qu'une capacité de 2^{mc}, 2^{mc},5 ou même de 1^{mc},75!

La hauteur est inférieure à celle de 3^{m},10 prévue par le règlement, mais, en revanche, certaines écoles neuves ont une hauteur de plafond qui dépasse 5^{m}, ce qui, aux yeux de beaucoup de pédagogues, est une exagération inutile.

Quant à l'éclairage, il est très souvent bilatéral avec prédominance de l'éclairage gauche; rarement il est unilatéral; quelquefois les enfants reçoivent la lumière de tous côtés, et, dans certains cas, seulement de face et de dos. Faisons remarquer que, dans les écoles qui n'emploient que le système mutuel, cette question d'éclairage a moins d'importance que pour nos écoles du système simultané. Ce n'est que pour la leçon d'écriture, ou la confection des devoirs, que l'éclairage unilatéral gauche serait avantageux, car, dans la formation des demi-

---

1. Dans quelques écoles de l'Espagne septentrionale, à Logroño, la Corogne. Santander, il n'y a pas de poêles les maîtres disent que la douce température rend le chauffage inutile.

cercles, dans lesquels l'enfant reçoit la leçon du moniteur, il fait, le plus souvent, face à une paroi, c'est-à-dire à la fenêtre dont celle-ci est percée.

Le mobilier scolaire est toujours l'ancien mobilier. Pour l'écriture, et pour l'enseignement simultané, qui entre en faible proportion dans les écoles qui ont l'enseignement mixte, on a les bancs et tables allongés de nos anciennes écoles.

A Madrid, à Barcelone, à Pampelune, à Xérès, à Oviédo, à Logroño, à Valence, à Palma, à Merida, quelques écoles ont adopté la table-banc à dossier à une ou deux places.

L'établissement des privés est généralement défectueux. Cependant, dans beaucoup de locaux scolaires, ils sont placés assez loin de la classe; il en est qui ont une place pour quatre ou cinq élèves, mais je pourrais citer une école qui manque de privés.

La question de la propreté des enfants est une de celles qui importe beaucoup dans le régime de l'enseignement primaire. Elle est observée dans la plupart des écoles espagnoles, et, quand la négligence vient des parents, le maître n'hésite pas à se substituer à eux, et quelquefois à renvoyer les élèves à domicile pour refaire leur toilette. Rarement, l'école primaire possède des lavabos; mais on trouve cette installation dans les écoles maternelles, et les maîtresses ou les maîtres — car depuis le ministère conservateur de M. Pidal, le maître dans les *escuelas de párvulos* a été substitué à la maîtresse — s'occupent avec une grande sollicitude de la propreté de leurs petits élèves.

Quant à la propreté des locaux, elle est confiée, comme elle l'est en France, dans les grandes villes, à des personnes que paie la municipalité, ou bien à la servante du directeur et, dans les écoles rurales, aux enfants. Il y a des villes où un serviteur municipal ne résidant pas à l'école est chargé du nettoyage des privés, tandis que le nettoyage de la classe même est confié au portier ou à des serviteurs de l'instituteur.

Il m'a paru intéressant de savoir quels étaient les punitions employées en Espagne. Le règlement proscrit toute répression corporelle, et il est assez bien obéi. Je n'ai vu nulle part l'affreux piquet, qui est aussi anti-hygiénique que possible ; mais j'ai remarqué, dans certaines écoles, que l'instituteur faisait mettre l'élève puni à genoux.

Dans la plupart, on emploie des moyens moraux de répression. L'enfant est réprimandé en particulier ou publiquement. Parfois, on lui enjoint de réparer, si c'est possible, la faute commise, ou bien, comme dans une école de Logroño, on lui fait faire quelque lecture qui soit en rapport avec le délit commis. La retenue, avec ou sans tâche spéciale, la perte des bons points ou autres récompenses, l'inscription sur le livret apporté à la famille (à Xérès), livret rarement usité en Espagne, le renvoi pour faute grave, tels sont les principaux moyens de punir que j'ai vu appliquer. Dans les établissements religieux, c'est surtout une admonestation paternelle qui est de mise;

**

mais j'ai vu, dans une école laïque, que l'institutrice, très familière avec ses élèves, très dévouée à leur éducation, considérait comme la punition la plus dure — et eux-mêmes le sentaient ainsi — la perte de la confiance et des caresses de la maîtresse.

Puisque j'ai prononcé le mot de laïque, je puis dire que la plupart des écoles primaires publiques sont dirigées par des laïques; seulement, bien que les instituteurs et les institutrices ne conduisent les enfants à la messe que si les parents le demandent, — et le plus souvent les enfants y vont avec leurs parents parce qu'ils sont hors de l'école aux jours et heures des offices, — l'enseignement de la doctrine chrétienne est obligatoire pour le maître, et c'est une des matières que surveille spécialement l'ecclésiastique membre de la commission scolaire municipale.

A propos des écoles dirigées par des congréganistes, voici les statistiques comparées de 1880 et 1885.

Sur 22,340 écoles publiques en 1880, il y en avait 234 dirigées par des congréganistes; sur 23,519 écoles publiques en 1885, il y en avait 276 dans ce cas. Le nombre s'en est accru durant cette période dans une faible proportion, mais il est bien peu élevé cependant.

Les matières d'enseignement doivent entrer en ligne de compte, quand il s'agit de surmenage intellectuel. Si on a lu attentivement le programme que j'ai donné plus haut, on doit être convaincu qu'il n'y a pas de surmenage intellectuel en Espagne; et l'emploi du temps, avec les intervalles consacrés aux mouvements de flexion de la tête et des bras, prouve qu'on cherche, chez nos voisins, à ne pas surcharger le cerveau des enfants.

Cependant, j'ai cru remarquer que le système de la récitation mot à mot, qui laisse si peu de réflexion à l'enfant, qui ne favorise pas la gymnastique intellectuelle, est trop en honneur en Espagne. Peut-être aussi est-il de trop bonne heure mis en usage, et, par exemple, impose-t-il à de tout jeunes cerveaux l'obligation de retenir des matières trop arides, soit comme fond, soit comme forme.

Dans un asile des mieux organisés sous d'autres rapports, j'ai assisté à des leçons faites aux petits enfants. C'était un asile particulier comprenant sept classes séparées d'école maternelle, ayant chacune sa salle à gradins, et son jardin. Les chants, les marches que nous avons coutume de voir et d'entendre chez nous, les enfants les exécutaient fort bien; mais, soit pour la géographie, soit pour l'histoire, ce qu'on enseignait à des bambins de quatre à cinq ans m'a paru trop au-dessus de leur intelligence. C'était un camarade qui en interrogeait un autre, et il lui a fait décrire tous les détails de l'administration du royaume avec les attributions de la royauté, de chaque ministre, de chaque Chambre. Passant aux armoiries de la couronne représentées sur un grand cadre, il lui en a fait réciter toutes les particularités, comme aussi la distinction entre chaque titre de noblesse et chaque insigne de ces titres. Que restera-t-il à l'enfant de tout ce fatras inutile? donner un semblable enseignement, n'est-ce pas détourner l'école maternelle de sa destination?

Puisque je suis sur ce sujet de l'école maternelle, je dirai que deux sortes de méthodes, celle de Frœbel et celle de Montesino, se partagent la faveur des maîtres et des maîtresses d'Espagne. On ne se fait pas faute d'exercer la mémoire et les membres de ces petits êtres qui vont à l'asile depuis l'âge de trois ans jusqu'à l'âge de six ans, et qui y restent depuis sept heures et demie ou huit heures du matin jusqu'au soir, quelques-uns fort tard, les mères ne les reprenant qu'en sortant de leur travail; telles les cigarières de Séville, de Valence et autres villes.

Quant aux adultes, ils ont, conformément à la loi que j'ai signalée plus haut, des écoles spéciales dans toutes les villes importantes ; le plus souvent, c'est dans la salle destinée le jour aux élèves de l'école primaire qu'on leur fait la classe, et ce sont les mêmes maîtres qui les instruisent moyennant un supplément de traitement. Il y a des villes où le soin de ces écoles est dû à l'initiative privée, comme à Valence où l'enseignement des adultes m'a paru très bien organisé et donné. Dans certaines villes aussi, l'enseignement ordinaire s'augmente d'un cours de dessin et de modelage, comme à Malaga. Dans cette dernière, également, j'ai vu la maîtresse d'une école maternelle enseigner le modelage à ses petits élèves.

Les promenades ne sont pas en honneur en Espagne. Dans quelques villes, pourtant, le maître, quand le temps est beau, conduit le jeudi les écoliers aux champs, aux usines et aux ateliers. L'*Institution libre d'enseignement* de Madrid, on se le rappelle, pratique cette méthode fort largement, et donne a ses élèves de tous les degrés, outre des notions d'agriculture et d'industrie *de visu*, des notions artistiques sur lesquelles, à juste titre, M. Giner fait grand fond dans ses écrits.

J'ai laissé pour la fin les écoles françaises, que la générosité et le patriotisme de nos compatriotes ont établies, depuis quelque temps déjà, à Barcelone et à Madrid. Dans cette dernière ville, il y a deux écoles laïques de garçons et de filles dirigées par M. et Mᵐᵉ Bordes, et une école ou collège de filles dirigée par les sœurs de Saint-Vincent de Paul, sous le patronage immédiat de l'ambassadeur de France. Je ne puis dire que les conditions hygiéniques de cette dernière, installée dans un local appartenant à l'œuvre dite de Saint-Louis, soient parfaites. Elles sont un peu meilleures dans les écoles laïques.

A Barcelone, le local est plus vaste, et il comprend les garçons et les filles sous le même toit, mais dans des locaux séparés.

A Madrid et à Barcelone ces écoles sont à plusieurs maîtres, sous une direction unique, comme le sont nos écoles françaises à plusieurs classes; elles ont un préau où les enfants s'amusent. Elles ne sont pas gratuites, excepté pour des enfants réellement pauvres, que les comités spéciaux dispensent de la rétribution. Ces écoles admettent, sur tout à Madrid, des enfants de nationalité autre que la nationalité française, et les petits Espagnols y coudoient nos petits compatriotes et s'y inspirent de nos idées.

C'est une chose excellente. Il est à remarquer cependant que l'enfant d'origine française garde, malgré le soin des maîtres, un accent étranger puisé au contact de ses camarades ou des domestiques de la maison paternelle.

Beaucoup de nos compatriotes négligent d'entretenir chez leurs enfants l'habitude de notre chère langue maternelle, et ceux-ci, en grande majorité, parlent mieux l'espagnol que le français.

C'est par des lectures à haute voix, des récitations de morceaux empruntés à notre belle littérature que les maîtres et maîtresses de nos écoles de Barcelone et de Madrid pourront entretenir le goût de la langue française. Je me permets d'appeler sur ce point important toute leur sollicitude.

§ 2. — LES COLONIES DE VACANCES

Dans une étude sur les colonies de vacances présentée au Congrès de l'Association française pour l'avancement des sciences tenu à Toulouse, en 1887, je disais, après quelques mots sur le surmenage intellectuel :

« Cependant, si l'on nie le surmenage en tant que mal généralisé, on ne peut contester que l'application des enfants, leur séjour dans des écoles plus ou moins mal aérées et éclairées, leurs attitudes vicieuses en classe, la mauvaise nourriture qu'ils mangent dans leurs familles, l'hygiène défectueuse du foyer paternel, ne soient pour eux des causes de détérioration physique. Et quand ces causes se continuent sur une longue série de générations, la dernière n'offre-t-elle pas un terrain favorable à la maladie, à moins que, par une heureuse réaction, on ne s'efforce d'atténuer pendant les vacances le mal fait pendant l'année scolaire?

» C'est à cette tâche que se sont voués ceux qui ont créé, à l'usage des enfants, les colonies sanitaires de vacances. L'origine de cette institution remonte à l'année 1876. M. le pasteur Bion, qui raconte lui-même cette histoire dans un rapport publié par notre ministère de l'instruction publique, a fait envoyer au pied des montagnes de son pays les enfants des écoles suisses que le travail de l'année avait fatigués et anémiés. Sainement nourris, respirant un air pur, libres de tout souci, effectuant de nombreuses promenades ou des excursions sagement graduées quant à leur durée, ces écoliers ont promptement repris des couleurs, de l'entrain; ils ont engraissé, grandi et grossi beaucoup plus que des enfants de leur âge laissés durant la même période à la ville, soumis aux conditions d'hygiène défectueuse ordinaires. »

« Cette méthode de régénération a gagné, d'année en année, l'Italie, l'Allemagne, le Danemark, la Belgique, la Russie, la France; elle a passé la Manche; tout récemment elle a franchi les Pyrénées. »

L'Espagne a, en effet, suivi l'exemple de M. Cottinet, et deux hommes de ce pays, ardents et instruits, MM. Giner, directeur de « l'institution libre d'enseignement », et Cossio, directeur du musée pédagogique de Madrid, ont poussé à l'organisation, chez nos voisins, de colonies de vacances que ce dernier a dirigées, dès la première année, avec beaucoup de dévouement et d'intelligence.

Il a publié, dans deux mémoires qui font partie de la collection du « musée », l'origine de la création de ces colonies, et les résultats des deux premières campagnes assez satisfaisants, d'ailleurs, pour qu'une cinquième campagne ait pu être entreprise en 1891.

Disons d'abord quelques mots du musée pédagogique lui-même, car les considérants qui ont entraîné sa fondation touchent au domaine de l'hygiène scolaire.

L'exposé des motifs mis en tête du décret du 6 mai 1882 parle, de la façon suivante, des services que pourra rendre le musée. « De l'organisation de conférences et de publications en harmonie avec l'essence même de l'établissement, résultera la propagande active qui exercera son influence directe dans les écoles espagnoles ; en même temps le musée sera un centre technique et une exposition permanente où se discuteront devant les objets mêmes les problèmes relatifs à l'instruction, l'éducation et le développement corporel de l'enfant, en tenant compte de tout ce qui peut favoriser ses facultés intellectuelles et physiques. »

Déjà le musée pédagogique a fait de sérieux efforts pour réformer le mobilier scolaire, pour formuler les règles de construction des écoles au point de vue de la capacité, de la ventilation, de l'éclairage, de l'établissement de jardins et champs de récréation ; il a, selon l'expression même de M. Cossio, « usé de ses relations avec le personnel de l'instruction primaire pour faire une énergique propagande en faveur des idées pédagogiques modernes, exciter le zèle des femmes et des hommes chargés de la direction de l'enfance, en vue de développer d'une façon harmonique toutes les facultés humaines, et d'éviter les dangers qu'amène la prédominance des facultés intellectuelles au détriment de la santé et du caractère de l'enfant. »

Ces efforts sont surtout nécessaires, ajoute M. Cossio, pour les enfants des écoles de Madrid. Là, en effet, dit-il, la sédentarité trop prolongée, l'insuffisance des procédés de récréation, l'imperfection du mobilier et les défectuosités du local, l'action funeste, qu'exercent sur l'organisme un air vicié, la mauvaise alimentation des classes nécessiteuses, l'agglomération dans des demeures sans ventilation ni lumière, et beaucoup d'autres causes encore contribuent à affaiblir l'enfant.

C'est dans le sentiment de l'infériorité hygiénique des petits écoliers de Madrid que M. Cossio a puisé la résolution d'y remédier par l'imitation des créateurs des colonies de vacances.

Cette idée exposée dans les journaux, communiquée à des amis de l'enfance, se réalisa bien vite en 1887, grâce aux subventions du ministère, de la députation provinciale et de la municipalité, de l'Association pour l'instruction des femmes, de la Compagnie des chemins de fer du Nord qui s'engagea à accorder aux petits voyageurs une diminution de 75 0/0 sur le prix des places.

Parmi les stations où l'on pouvait envoyer ces enfants, on choisit

San-Vicente de la Barquera, sur la côte Cantabrique, et la municipalité de cette commune facilita avec beaucoup d'activité l'installation de la colonie dans une maison qui fut meublée gratuitement par les soins d'un généreux habitant et de quelques dames de Madrid ; on fut obligé de refuser deux propositions qui arrivèrent presque en même temps, l'une de l'Orphelinat des filles de Cadix par l'organe de de la fondatrice, Mme Patrocinio de Biedma, auteur distingué ; l'autre, d'un propriétaire de Razinas (Santander), habitant au bord de la mer.

Pour le choix des colons, le comité hésita. Fallait-il prendre des enfants d'une école unique, confiés à leur maître, en prolongeant ainsi jusqu'aux vacances la direction pédagogique de l'année, ou les choisir dans diverses écoles, ce qui était plus équitable, en favorisant plusieurs quartiers, et faisant ainsi une propagande plus efficace? Le musée prit un terme moyen. Il décida qu'il choisirait les enfants les plus pauvres, les plus faibles, et ce choix fut fait de la sorte. Les écoles supérieures de chaque district et l'école modèle devaient désigner 3 ou 4 élèves, l'école primaire d'un des quartiers les plus pauvres devait en désigner une quinzaine. Mais on ne ne voulut envoyer en colonie que 18 enfants de 9 à 13 ans, les 11 premiers choisis dans les écoles supérieures et l'école modèle (1 par chaque), les 7 autres dans l'école primaire désignée (quartier du Sud). Cette sélection de 18 enfants fut faite par les soins de l'inspecteur médical en chef des écoles de Madrid, le docteur Sandalio Satz Campello et les docteurs Luis Sémarro et Rafael Saliellas.

L'examen consigné sur la « feuille anthropologique » porta sur les points suivants : état civil, constitution physiologique du corps (systèmes osseux et musculaire, etc.), mesures du corps, circonférence du crâne et indice céphalique, diamètres de la face, de la poitrine et du ventre, circonférences thoraciques et abdominales, mesures de la main, poids, dynamométrie gauche et droite, nombre de respirations et de pulsations, anomalies, etc.

Ainsi choisis et munis de l'autorisation de leurs parents, les futurs colons furent passés en revue au musée par M. Maria Robledo, inspecteur général de l'instruction primaire.

Partis le 15 août pour Santander par le train qui les conduisit à Correlavega, où ils prirent des voitures, les colons arrivèrent le surlendemain à San-Vicente de la Barquera, où ils restèrent jusqu'au 15 septembre, refaisant à pied, en un jour, les 40 kilomètres qu'ils avaient faits au départ en voiture ; ce qui prouve qu'ils avaient été déjà entraînés pendant leur mois de séjour à la colonie,

Ce séjour est admirablement décrit par M. Cossio, le directeur du musée qui, en compagnie de deux instituteurs, conduisait la colonie, Je ne puis suivre pas à pas ce long et substantiel compte rendu, mais il ne sera pas inutile d'en extraire certains détails propres à nous faire connaître la vie et le caractère espagnols et l'esprit d'observation et la compétence pédagogique du fondateur de ce genre d'institution en Espagne.

Après quelques mots sur l'exposition et la disposition de la maison, sur le mobilier, M. Cossio nous fait un tableau du nettoyage auquel se livraient les enfants qui n'y étaient certes pas habitués, et pour lesquels une éponge était un engin inconnu. Et ces soins minutieux de propreté qu'il explique et qu'il justifie, il les défend contre ceux qui les accusent de créer aux enfants des nécessités qu'ils ignorent chez eux. « Pourquoi, dit-il, ne critiquerait-on pas aussi l'alimentation plus saine, les bains de mer ou la vie des champs que l'on impose pendant quelques mois à des enfants atteints de rachitisme? Autant vaudrait proposer la suppression des hôpitaux et l'abandon de ces infortunés, ou bien demander qu'on les traite le plus mal possible, puisque, plus tard, ils ne trouveront pas les mêmes soins dans leur famille. Précisément, dans ces exigences supérieures qu'inculque la colonie à l'enfant, se développe un germe de progrès dans son esprit comme dans celui de sa famille, et surtout si l'on voit que l'on peut satisfaire à ces exigences avec les procédés les plus simples. Vérité qu'il est d'autant plus nécessaire de propager parmi nous que chez les peuples attardés, grâce à la routine et à l'incurie, les moindres raffinements ne peuvent être obtenus qu'au prix de grandes dépenses. »

On se levait à six heures, après avoir dormi les fenêtres ouvertes ; on déjeunait à sept heures et demie d'un peu de lait de vache et de 175 grammes de pain; de neuf à dix heures et demie on travaillait, c'est-à-dire que les enfants écrivaient leurs impressions. Et ici M. Cossio fait remarquer, avec un grand sens, combien est peu efficace, pour l'instruction, une narration sur des choses qu'on ne voit pas, la neige en été, la pluie par un beau soleil, devoirs arides de l'école en comparaison du travail fait aux colonies. Là, pas d'emploi du temps qui impose une tâche inopportune. L'enfant ne parle que de ce qu'il voit et il en parle sans efforts, pour ainsi dire; c'est de la pédagogie « naturelle »; c'est en même temps de l'hygiène pédagogique. Et M. Cossio prend, dans le journal de tel et tel colon, des passages qui montrent la spontanéité de ce travail, laquelle se traduit par sa naïveté même, par la monotonie des expressions qui se répètent à chaque devoir du même élève. Tout est, d'ailleurs, matière à récit : les excursions, les étoiles, les phases de la lune, le phénomène des marées, les vents, les observations sur le baromètre et le thermomètre, dont quelques colons ont noté plusieurs fois par jour les variations, la topographie locale, les itinéraires, la mise en ordre des plantes ou pierres recueillies, etc.

Un des caractères du peuple espagnol s'est révélé dans ces travaux.

Les colons, dit M. Cossio, ont montré dans leur activité intellectuelle beaucoup plus de rapidité et de vivacité d'intuition, d'intérêt momentané, de facilité à apprendre, que de goût pour l'observation, de constance et de continuité dans l'effort, d'esprit d'initiative et d'investigation, de travail personnel, confirmant ainsi les traits qui distinguent notre population. Rien ne leur coûtait plus que d'avoir à vérifier par eux-mêmes et à faire tous les jours le même effort, si petit qu'il fût ».

Entre dix heures et midi, les colons prenaient un bain de cinq minutes dans les premiers jours, puis de quinze. On dînait à midi, après s'être lavé la figure et les mains, de mets très nourrissants et très simples, auxquels, on s'en aperçut, les colons n'étaient pas habitués, comme le jambon, les légumes et le fromage; on mange, en effet, peu de ces aliments chez les ouvriers d'Espagne,

Les hygiénistes recommandent de se laver la bouche après chaque repas; on n'y manquait pas à la colonie de San-Vicente, et on avait pour cet usage une eau au quinqnina.

M. Cossio s'étend longuement sur les jeux de ses petits colons auxquels prenaient part les maîtres avec bienveillance et entrain. C'est dans cette partie de la journée que l'expansion des enfants se faisait jour, de même qu'au repas on les avait laissés se livrer à leur naturel en n'interdisant pas les conversations, « comme on le fait, dit M. Cossio, dans les réfectoires des collèges espagnols, où l'enfant subit, grâce à l'obligation du silence, un véritable supplice. »

La participation des maîtres aux jeux des enfants étonna d'abord ceux-ci, puis ils y prirent goût, en voyant la bonne humeur et les libres allures de ces camarades plus âgés, dont la présence animait la récréation tout en lui imposant une certaine direction et une réelle discipline. M. Cossio fait, à ce propos, une juste remarque touchant les jeux des enfants, comme dans le reste de l'Espagne et surtout dans les grandes villes, ce n'est pas le jeu dans tout son épanouissement que pratiquaient les colons; ils « fouettaient », pour me servir d'un néologisme hardi qui rend bien la pensée et l'expression de l'auteur. Peu leur importait de représenter à la colonie telle localité ou telle corporation, il leur importait encore moins de déployer de la force et de l'adresse, ils ne mettaient d'ardeur que dans la bataille, mais l'amour-propre était absent de la lutte. « Il n'y a pas d'organisation dans notre patrie » dit M. Cossio, non sans tristesse : il déplore, ainsi, que je l'ai montré ailleurs que Madrid, et d'autres villes d'Espagne, manquent de grands espaces propres aux amusements scolaires, et il tourne un regard mélancolique vers notre bois de Boulogne. Ce que les colons pratiquaient, c'étaient des jeux très simples, le train, la diligence, les courses de chevaux, « la justice et les voleurs ».

M. Cossio passe ensuite aux promenades desquelles toujours les colons rapportaient quelques notions utiles, et dont ils revenaient en chantant, car l'habitude de ces chœurs spontanés est plus fréquente, remarque-t-il, chez les enfants des classes ouvrières que chez ceux de la classe moyenne, mais aussi les compositeurs espagnols ne font rien pour donner aux jeunes élèves des chants harmonieux et entraînants.

Une salade de légumes cuits et un plat de viande ou de poisson, formaient le souper qu'on prenait avant neuf heures, un dessert de fruits ou de fromage le terminait; on se lavait encore la bouche; on plaçait ses vêtements hors du dortoir, et on se couchait fenêtres ouvertes, comme je l'ai dit; pas le moindre rhume n'est résulté de cette saine pratique.

Quand, après un mois de séjour à San Vicente, les colons sont revenus à Madrid, on les a pesés, mesurés et toisés, mais on ne les a pas abandonnés pour cela. Pendant trois mois, trois fois par semaine, après l'école, on les a réunis au musée, pour s'entretenir du séjour à la colonie, et traiter certaines questions que certains ont pu ensuite développer par écrit, soit seuls, soit en collaboration avec des camarades. Ce mémoire final, collection de souvenirs moins spontanés que ceux du « Journal » fait à la colonie, mais élaborée au contraire avec beaucoup d'attention, est conservé au musée pédagogique; il rend bien la physionomie de ces vacances salutaires pour l'esprit et pour le corps.

Pour ce dernier point, voici les résultats obtenus.

Le poids a augmenté chez les uns de $1^{kg},10$, chez d'autres de $3^{kg},40$ ou de 4, en moyenne de 1,788 grammes. Pesés à la colonie, avant le départ, les colons ont accusé à Madrid un poids inférieur, à cause de la diminution amenée par le trajet de 40 kilomètres à pied.

Le tour de poitrine a donné plus que l'augmentation de 16 millimètres par an, qui est la moyenne à cet âge; pour un mois, la moyenne a été de 20 millimètres; chez quelques-uns l'augmentation a été de 40 millimètres, chez d'autres de 10 seulement.

La croissance moyenne normale de 4 milimètres par mois a été dépassée chez les colons de San-Vicente; elle a été de 16; mais, tandis que deux d'entre eux n'ont pas grandi, un autre a crû de 42 millimètres, quatre ont grandi de 20 à 29; sept de 10.

Le dynamomètre a produit des résultats très variables, sur lesquels on ne peut faire fond.

Je lis aussi que tels colons sont revenus améliorés ou guéris de leur anémie, de leur ozène, de leur pérostite digitale, de leur conjonctivite; ce qui prouve que ces affections existaient au départ. Nos colonies scolaires françaises sont plus exigentes, elles excluent les malades, mais surtout ceux atteints aux yeux, à cause du danger de la contagion. Le rapport signale aussi une amélioration chez un enfant qui louchait au départ.

Quant aux résultats économiques, ils se traduisent par une recette de 2,491 francs et une dépense de 2,367 fr. 55. Les dépenses comprennent : équipement 183 francs, matériel permanent 98 francs, voyage 485 francs, dépenses à la colonie 1,247 francs dont 1,102 fr. 50 pour la nourriture et, le blanchissage de 21 personnes. prix convenu par contrat préalable, excursions 189 francs, correspondance 28 francs, indemnité aux maîtres (50 francs à chacun), et frais généraux 135 francs. Ce qui fait pour chaque colon et par jour 3 fr. 14.

II

La seconde colonie de vacances, dirigé par M. Ricardo Rubio, secrétaire du musée pédagogique, assisté de deux maîtres, se fit en 1888, après les mêmes préparatifs que la première, et se transporta aussi à San-Vicente de la Burqueta. Il n'y a rien de spécial à consigner au point de vue intellectuel, et il n'y a qu'à louer les résultats moraux. Quant aux résultats physiques, en voici un aperçu.

L'augmentation de poids, le dernier jour du séjour, fut, en moyenne, de 1 à 2^{kg}25; l'un des colons augmenta de 6^{kg}, 5 augmentèrent de 3 kilos. Le voyage à pied fut la cause d'une diminution constatée au retour. L'augmentation de la circonférence thoracique fut de 30 millimètres en 30 jours; chez quatre elle alla à 50. L'augmentation de taille fut de 11 millimètres en moyenne; un colon augmenta de 40, 3 augmentèrent de 20, 1 de 2 seulement. Pour le dynanomètre il y eut chez quelques-uns une légère augmentation. En général, la main gauche se présenta avec un accroissement de force supérieure à celle de la main droite. Quelques indispositions (blépharites, rhumes, ganglions, anémie) ont disparu. On a remarqué que, comme pour la première colonie, les enfants étaient, au début, très difficiles pour leur nourriture. Grâce à l'achat du mobilier pour 1887, les frais furent inférieurs de 215 francs à ceux de cette campagne, et la moyenne de dépense par jour pour chaque colon s'éleva à 3 fr. 02.

Il est à remarquer qu'un moins grand nombre de souscripteurs ont concouru à cette dernière campagne, 27 au lieu de 39. A part, sept souscripteurs variant de 12 à 250 francs, les versements étaient entre 1 et 5 francs. Ils ont produit 2,903 francs, la dépense ayant été de 2,151 francs.

III

Grenade a eu aussi ses colonies de vacances en 1890, grâce à une femme de grand sens et d'un esprit d'initiative digne d'éloges, Mme Bertha Witholmi de Davila, dont j'ai eu l'honneur de faire la connaissance dans cette ville, et qui m'a mis au courant de sa généreuse tentative.

La question des colonies avait été mise au concours en 1889, par la « Société économique des amis du pays » de Grenade, un de ces centres intellectuels, comme il y en a déjà plusieurs en Espagne, et qui contribuent au réveil de ce pays.

Couronnée et encouragée par cette Société, Mme Davila, nommée directrice de la première colonie de vacances, se mit aussitôt à l'œuvre, et, tandis qu'elle se chargeait de diriger les filles, M. Cayetano del Castello s'offrit pour la direction des garçons. On se décida, comme siège de la colonie, pour Almunecor, sur la mer Méditerranée, et la municipalité offrit ses écoles pour abriter les colons. Deux médecins choisirent, dans les écoles de Grenade, 9 garçons et 9 filles de 9 à 13 ans, à certains desquels, vu la pauvreté de leurs parents, on acheta quelques vêtements. On fit le voyage le 5 août, moitié en chemin de fer, moitié en voiture, et les larges salles de classe servirent de dortoir. Le séjour à la colonie se passa en soins minutieux de propreté, bains de mer, jeux, exercices, travaux de mains, lectures faites par la maîtresse, sieste, rédaction d'un journal de vacances, repas substantiels. On se couchait à 9 h. 1/2, on s'était levé à 5 heures. Cet emploi du temps fut agrémenté de quelques excursions, au cours desquelles les colons furent fort bien accueillis. Comme résultats physiques, on obtint une augmentation de poids moyenne de 1,900 grammes pour les garçons, de 2,166 pour les filles, une augmentation de taille de 7 millimètres pour les premiers et de 8 pour les seconds. Quant à la circonférence thoracique, elle augmenta de 23 ou 24 millimètres. Ce qui montre, entre parenthèses, que les garçons avaient moins augmenté de toutes choses que les filles. Nous croyons que ces mesures ont été prises avec tout le soin possible, mais c'est une opération difficile, surtout pour celles du thorax, auxquelles. pour notre part, nous avons renoncé. Il faut se rappeler, en effet, que, d'après Paglioni, l'augmentation de cette circonférence est de 16 millimètres en un an. Ici on l'a trouvée en 25 jours de 23 et 24 millimètres, ce qui est beaucoup.

Mᵐᵉ Davila, dans son rapport, trouve les résultats éducatifs que l'on a rencontrés partout où l'on a créé des colonies : élargissement du champ intellectuel par la vue des choses nouvelles (la mer, les fabriques, les champs, par exemple), habitudes de propreté, respect de la propriété d'autrui, habitudes de ménage, idées d'ordre, liens de camaraderie pour l'échange de services mutuels, accoutumance à tous les mets, discipline améliorée, endurance aux intempéries. Mᵐᵉ Davila dit que les colonies sont plus difficiles à établir dans les petites villes qu'à Madrid, où les enfants, bien que vivant dans un milieu anti-hygiénique, ont l'esprit plus éveillé. Ceux de sa colonie étaient « dans un tel état d'abandon physique, moral et intellectuel de la part de leurs familles et de leurs maîtres, qu'il n'était pas facile de leur inculquer une notion quelconque; ils n'avaient jamais observé, ni pensé, et la plupart n'avait pas appris à écrire. » En définitive, la colonie de Grenade, qui a occasionné une dépense de 1 fr. 92 par enfant et par jour (Paris 3 fr. 25 et 2 fr. 74; Zurich, 1 fr. 94; Madrid, 3 fr. 02), est revenue enchantée de ses vacances, et a présenté à ceux qui ont fêté son retour, les visages les plus souriants et les mines les plus prospères.

IV

Pour résumer mes impressions sur les colonies de vacances en général, et celle de l'Espagne en particulier, je crois devoir rappeler ce que je disai à ce propos, dans un livre récent (1).

(1) *Guide hygiénique et médical de l'instituteur*, par les docteurs Delvaille et Breucq ; Paris, Nathan, 1890; paraîtra en espagnol, en 1892.

« Les colonies sanitaires bien menées peuvent avoir une influence favorable sur la santé d'enfants qu'elles arrachent à la solitude démoralisante des vacances, et aussi, comme je le disais au début de ce travail, aux conditions si peu hygiéniques qu'ils trouvent dans la demeure paternelle, et que ne corrigent plus, à cette époque de l'année, ni la régularité du travail, ni la discipline de l'école, ni ces allers et retours méthodiques, quatre fois par jour, ni les récréations en commun.

» Ces conditions excellentes de santé on les retrouve dans les colonies, et il faut y ajouter une nourriture saine prise avec modération, en compagnie des camarades, la tranquillité après le repas, les marches réglées, et bien d'autres choses encore.

» Sans doute, le gain fait par les enfants des colonies est déjà sensible, mais ce bénéfice des vacances se continue encore pendant quelques mois, ainsi que l'a prouvé M. Wasentrapp. Ce qui se continue également, c'est cette habitude de l'ordre et surtout de l'indispensable et salutaire propreté que réclamait avec tant de raison et d'éloquence l'éminent président de l'Association française, M. le docteur J. Rochard, au congrès de Toulouse.

» Les colonies s'appliquant à des enfants surmenés, s'il en existe, peuvent corriger chez eux les effets de surmenage.

» De plus, ainsi que l'ont prouvé les observations faites à Paris par M. Cottinet, tel enfant que l'état précaire de sa santé avait entravé dans la fréquentation des classes, a, pendant l'année qui a suivi ses vacances sanitaires, fréquenté très assidûment l'école, travaillé mieux et sans fatigue.

» C'est surtout par cette dernière constatation que le sujet que je traite se réclame des deux sciences de la pédagogie et de l'hygiène qui sont logées côte à côte dans cet édifice, et qui, à mesure que les progrès de l'une et de l'autre iront grandissant, se prêteront un appui plus raisonné et plus efficace.

» Au point de vue social, les avantages des colonies ne sont pas à dédaigner non plus.

» Le sentiment de la reconnaissance est un sentiment qu'il faut développer chez l'enfant; et je l'ai vu se traduire, chez tous les colons soit en France, soit à l'étranger, par des expressions charmantes, soit dans leurs conversations soit dans les lettres aux familles à l'égard de tous ceux qui se sont intéressés à eux.

» Mais ce sentiment de la gratitude gagne aussi les familles. Celles-ci retrouvent leurs enfants complètement transformés, et elles comprennent à qui elles doivent ce changement dont pendant quelque temps elles profiteront elles-mêmes; ce sentiment est entretenu par les récits plus ou moins fantaisistes des enfants sur les incidents divers de leur séjour. De la reconnaissance on passe aisément à l'esprit de justice, et, par là, peuvent s'effacer ces jalousies inconsidérées qui vont parfois jusqu'à la haine.

» Dans les grandes villes, cette appréciation par les classes laborieuses des bienfaits des colonies a plus de difficultés à se manifester ; dans les petites villes où tout se sait vite, où chacun se connaît, les bienfaits de cette industrie sont promptement connus et appréciés, et son influence sociale se fait promptement sentir.

» On a dit, il est vrai, que les enfants étaient trop bien traités, qu'on leur donnait toutes leurs aises et que de plus on dispensait les familles de toute sollicitude, de toute responsabilité à leur égard.

» Que d'arguments on pourrait opposer à des objections de cette nature !

» D'abord il paraît bien difficile et il serait dangereux d'étouffer ce sentiment de charité qui est devenu aussi général aujourd'hui, et qui console de toutes les perversités morales qu'on rencontre sur son chemin. Appliqué à l'enfance, ce sentiment qui a fondé les dispensaires Gibert, Dollfus, Furtado, Heine, d'autres encore, est plus particulièrement respectable et digne d'encouragements. En outre, secourir l'enfant par des institutions d'hygiène, c'est venir en aide à un être qui ne peut pas encore s'aider lui-même, c'est l'assurer contre la maladie, lui faire des muscles et du sang, l'arracher à la mort, et par ce fait, contribuer à élever le chiffre de population de la France que tant de causes diverses tendent à diminuer. On craint le luxe, la comparaison de ces vacances avec l'aspect désolé de la maison. Mais les enfants des colonies ont une habitation saine, favorablement située, voilà tout et ils ont mené partout, en France comme en Espagne, une vie d'ordre et de propreté. Mais cette comparaison que l'on redoute, on la retrouve pour les enfants qu'on soigne dans les hôpitaux ; que de conditions de bien-être, que de soins touchants ils y trouvent, qu'ils ne rencontreront plus chez eux ! Faudrait-il, pour cela, supprimer les hôpitaux d'enfants ? C'est ici la grosse objection des palais scolaires qui reparaît. Mais d'abord, ceux-mêmes qui la font s'empressent d'imiter ceux qu'ils critiquent ; ensuite, on peut être l'ennemi du luxe extérieur de certaines de nos écoles récentes, sans l'être pour cela de leur luxe intérieur, qui est la lumière, l'espace et la propreté. C'est précisément parce que les enfants ne trouvent au foyer domestique pour la plupart, ni air, ni lumière, ni propreté, pendant les quinze ou seize heures qu'il est nécessaire, indispensable, de leur faire passer les autres huit ou dix heures dans un milieu salubre et riant. C'est l'insalubrité des demeures pauvres, je le répète, qui commande la construction de ce qu'on appelle improprement des « palais scolaires, et c'est parce que pendant onze mois de l'année, je le répète, ils jouissent d'une déplorable hygiène qu'il est bon de la donner excellente pendant un mois à ceux qui en ont le plus besoin.

§ 3. — EXERCICES ET JEUX SCOLAIRES

I

Un des points que j'ai dû étudier dans les écoles d'Espagne pour l'accomplissement de la mission dont m'avait chargé M. le ministre de l'instruction publique, ce sont les jeux et les exercices physiques qui ont pris une si grande extension en France.

Critiquée par les uns, exaltée par les autres, cette introduction des jeux dans le programme des matières sinon enseignées, du moins pratiquée par les jeunes enfants, me paraît une condition indispensable de leur développement physique, et, par suite, de leur développement intellectuel, car le cerveau reposé et mieux nourri résiste mieux au travail qu'on lui impose.

Je ne crois pas au surmenage, ainsi que je l'ai déclaré dans une communication faite en 1887 au Congrès de l'Association française pour l'avancement des sciences tenu à Toulouse ; mais je ne vais pas jusqu'à nier la fatigue qui, souvent frappe le cerveau de nos écoliers dans le cours de leur scolarité, soit primaire, soit secondaire.

Cette nécessité d'un soulagement à apporter aux efforts intellectuels de l'élève a été comprise par nos voisins espagnols. J'en retrouve l'expression dans un petit livre plein de faits probants et de saines réflexions, dû à la plume de M, Giner, l'habile et intelligent directeur de l'*Institution libre de Enseñanza* et qui a pour titre *Educacion y Enseñanza*. M. Giner se plaint qu'il n'y ait pas dans Madrid de grands espaces destinés aux jeux bien organisés des élèves des écoles primaires publiques et des collèges particuliers ; il cite l'exemple des villes d'Angleterre qui, depuis longtemps, ont mis à a disposition de leurs jeunes compatriotes de grands parcs où ils peuvent s'ébattre en toute liberté. Il nous indique comment « l'institution » dont il est le chef, après avoir utilisé les jardins du Pardo et du Retiro, qui étaient proches de son école d'autrefois, se sert maintenant des terrains nus situés autour du local actuel, pour les jeux de ses élèves. Le jardin de l'institution ne suffit pas, en effet, au but que se propose M. Giner. Il ne se contente même pas des espaces dont je parle, et qui, bientôt, peut-être, seront couverts de constructions ; mais il mène une ou deux fois par semaine, au Prado où ils jouent à la balle, au ballon, à la thèque, au lièvre (sorte de rallie-papier), etc.

Le voyage de Madrid au Pardo et retour constitue de son côté un exercice salutaire. En outre, à certaines époques de l'année, les élèves vont en excursion à plusieurs kilomètres de Madrid — ils sont venus à notre frontière; — ils font, sous la direction de MM. Giner et Cossio, ce dernier, directeur du Musée pédagogique, une étude de tout ce qu'ils rencontrent sur leur route, flore, faune, géologie, industrie, etc. S'instruire en voyageant est une bonne hygiène intellectuelle qui profite à celle du corps: de plus, les élèves livrés davantage à eux-mêmes acquièrent ou fortifient ainsi le sentiment de leur responsabilité personnelle.

MM. Giner et Cossio sont, en ce sens, des initiateurs autorisés et courageux qui veulent rompre avec la routine, et, par exemple, ils ont, à plusieurs reprises, combattu le système des vacances qui, dans leur pays, favorise la paresse de l'élève, diminue l'autorité et la responsabilité du maître, sans constituer pour les uns ni pour les autres un repos utile. M. Giner préférerait à cet ensemble de grandes vacances, de petites vacances fréquemment répétées et consacrées à des excursions instructives.

Les écoles primaires en Espagne sont, pour la plupart, des salles vastes et longues, dans lesquels un maître, avec ou sans auxiliaires, donne l'instruction à un nombre d'élèves qui fréquemment dépasse cent.

La classe est ouverte le matin entre huit et neuf heures, suivant la ville, pour se fermer entre onze heures et midi. L'après-midi elle se rouvre entre deux et trois heures pour se fermer définitivement trois heures après.

Le temps consacré chaque jour aux leçons est donc de six heures divisé par moitié.

Il est rare que l'école ait une cour de récréation ou un préau couvert, encore plus rare que ces deux annexes consacrées au délassement des enfants, ainsi que cela se voit très souvent chez nous.

L'enfant espagnol ne jouit d'aucune récréation à l'école. Entre la classe du matin et celle du soir, il va prendre son repas chez lui, et s'il joue dans cet intervalle, ce n'est point dans les pièces plus ou moins restreintes de sa maison, c'est sur les places publiques, avec les camarades à qui il a donné rendez-vous et avec qui il retournera à l'école l'après-midi; du reste, cette promenade entre les classes peut avoir, suivant la saison, l'âge de l'enfant, l'éloignement du logis, des avantages et des inconvénients.

Il y a quelques exceptions à cette règle. Comme je l'ai indiqué, certaines écoles sont pourvues d'une cour. A Jerez, par exemple, j'ai vu une école de garçons (Saint-Louis de Gonzague) fort bien tenue sous tous les rapports, qui possédait cette annexe; les enfants y viennent vers dix heures du matin, après avoir pris un repas chez eux, et ils y demeurent jusqu'au soir, sous la direction des maîtres, qui, non seulement tiennent la classe, mais encore surveillent et dirigent la récréation.

Dans un certain nombre d'écoles maternelles, qui gardent l'enfant

depuis le matin jusqu'au soir, il y a des préaux couverts et découverts
où le petit écolier joue; dans ce cas, l'enfant apporte à l'école un
léger repas, rarement on le lui fournit comme cela se fait dans plusieurs de nos grandes villes.

J'ai vu à Madrid, à l' « Ecole modèle », un système de tables et
bancs de réfectoire qui rentrent dans le mur d'un large préau, au
moment ou le local est rendu à sa destination, et se rabattent quand
l'heure du repas des enfants est arrivée. C'est une économie assez
ingénieuse. L'agencement des écoles, tel que je viens de te décrire,
explique l'absence de jeux et d'exercices à l'école même. Tout au
plus enseigne-t-on la gymnastique de chambre ou la gymnastique
suédoise dans quelques-unes. Il est vrai que dans beaucoup d'entre
elles, entre chaque matière d'enseignement, le maître fait exécuter
aux élèves une marche autour de la classe avec accompagnement de
chants patriotiques ou pédagogiques (table de multiplication, géographie, histoire, etc.); quelquefois tous les enfants d'une classe ou,
pour mieux dire, de l'école, se tenant debout le long des murs, exé-
cutent en comptant, ou en chantant, des mouvements de flexion de
la tête ou du tronc, dans divers sens, des mouvements méthodiques
des jambes et des bras que l'on connaît bien en France.

II

Si je n'ai rencontré dans les écoles primaires d'Espagne ni la
gymnastique raisonnée, ni les jeux en plein air, organisés et sur-
veillés par les maîtres, j'en ai vu pratiquer dans des institutions
particulières. Je citerai la « *Institucion libre de enseñanza* » de Madrid,
dont je parlais tout à l'heure; un grand collège de filles à Bilbao,
dirigé par une congrégation française. Là une demi-douzaine de jeux
fort intéressants dans lesquels il y a deux camps, par conséquent des
vainqueurs et des vaincus, sont pratiqués par les élèves avec un
remarquable entrain; les courses que ces jeux nécessitent amènent
une grande activité des fonctions respiratoires et circulatoires ; les
combinaisons qu'il faut faire pour remporter la victoire aiguillonnent
l'esprit et le maintiennent toujours actif et préparé. Cette organisation
m'a paru digne d'être signalée.

Parmi les jeux des écoliers livrés à eux-mêmes, je puis indiquer
le jeu de paume, fort en honneur dans certains internats privés, et
le jeu du « taureau ». On sait la passion qu'a pour les courses de
taureaux le peuple espagnol. Ce genre de spectacle qui répugne au
caractère français — j'en excepte nos compatriotes du Midi — est un
de ceux dans lequel nos voisins aiment à jouer le rôle d'acteurs.
Dans beaucoup de villes, des taureaux, des vaches ou des bœufs, aux
cornes tamponnées, servent à l'amusement des jeunes gens. La mort
du taureau n'y est pas de mise, mais l'apprenti toréador, poursuivant
l'animal ou poursuivi par lui, s'y livre à mille évolutions, qui sont

pour son corps un bon moyen d'affermissement et de développement, et qui trempent son courage par l'accoutumance au danger.

Je ne crois pas, dirai-je en passant, que les courses de taureaux, ajoutent à la rudesse des mœurs en exaltant le goût du sang ; et je suis persuadé que la statistique n'accuserait pas plus de crimes chez les Espagnols amateurs de ce spectacle, que chez les Français qui le dédaignent ou même en ont horreur.

Pour en revenir au jeu, avant l'âge où il leur est permis de prendre part aux courses d'animaux à cornes tamponnées, les petits Espagnols s'adonnent entre eux à un simulacre de combat : l'un fait le taureau, l'autre le banderillero chargé de l'exciter par des piqûres, l'autre, l'espada qui a la mission de le tuer.

Ce genre d'exercice, usité dans certaines provinces, constitue une gymnastique, ou plutôt un jeu fortifiant et propre à développer aussi l'agilité du corps en même temps que la vigueur des muscles et la justesse du coup d'œil.

Il est un autre exercice dont je voudrais dire un mot, et que j'ai vu, surtout en Andalousie, c'est la danse dite Seguedilla à laquelle se livrent de très jeunes enfants, aussi bien que des jeunes filles ou jeunes femmes.

Il n'est pas là-bas de fête populaire sans une « Seguedilla », et l'on a l'occasion d'admirer alors la grâce, la rapidité, la souplesse de ces corps flexibles qui, au son d'une musique d'apparence monotone, évoluent sous les yeux du spectateur charmé. Ce n'est pas seulement chez le peuple que cette danse est en honneur, c'est aussi dans les familles aisées, où l'on prétend que cette mode s'est introduite à l'avènement d'Amédée de Savoie, alors que pour protester contre l'intrusion d'une dynastie étrangère, les dames espagnoles ont voulu faire revivre dans tout leur éclat les danses nationales. Cette coutume plus tenace que celle de l'élégante et seyante mantille est encore respectée en Andalousie et dans quelques autres provinces. Elle devrait même, au point de vue de l'hygiène, se généraliser davantage. J'ai eu l'occasion de la voir exécuter dans une famille de Séville, qui avait bien voulu m'accueillir. Les deux filles de la maison, l'une âgée de quatorze ans à peine, l'autre de dix ans, accompagnées au piano par une petite amie, les castagnettes aux mains une rose piquée dans les cheveux, un petit châle de crêpe de chine brodé posé sur les épaules et noué autour de la taille, ont exécuté devant moi une Seguedilla. Rien de hardi dans le regard qui est, au contraire, franc et gai ; rien de provoquant dans ce corps qui se cambre et se courbe gracieusement ; c'est l'innocence des yeux et du geste, c'est la candeur dans son épanouissement. Si on analyse cette danse au point de vue de l'hygiène tel que l'établit mon distingué confrère le Dr Lagrange dans son livre sur la physiologie de l'exercice, et dans les deux volumes sur l'exercice de l'hygiène de l'exercice chez l'enfant, l'adolescent et l'adulte, on trouve qu'elle est conforme aux règles tracées par lui.

La rapidité et la force des mouvements si variés des membres inférieurs assurent au bassin une ampleur qui est la condition expresse de la santé de la femme. De plus, par un effet indirect, les membres supérieurs gagnent en grosseur, et le consensus de tous ces efforts développant les muscles pectoraux, augmente la capacité thoracique, active la respiration : la poitrine, que les corsets les mieux faits tendent à déformer, résiste plus facilement que celle des jeunes filles sédentaires à cette déformation presque inévitable. Par suite, la circulation est accélérée, et le sang se porte dans toutes les régions du corps plus vivifiant et plus chaud.

Pas de contrainte ici, pas de raideur comme dans la danse compassée de nos salons : il y a liberté entière, expansion absolue de tout l'organisme ; et, si le cerveau a travaillé pour régler le rythme de ces mouvements, l'habitude et aussi la cadence de la guitare, du piano ou des castagnettes viendront les régler à leur tour, sans que l'exécutante en aient pour ainsi dire conscience. Quel dommage que de telles évolutions si gracieuses, et si salutaires, ne se fassent pas toujours en plein air ; mais sur une grande étendue de l'Espagne, grâce à la douceur du climat, ce complément hygiénique peut être obtenu, et la jeune fille est plus fréquemment que dans d'autres pays soustraite à l'influence affaiblissante d'une atmosphère surchauffée et impure.

Si de tels procédés d'éducation physique ne peuvent être employés dans toutes les parties de la France, au moins pourraient-ils l'être dans le Midi ; ou bien encore, devrait-on, pour achever cette éducation, y appliquer le fandango, la farandole et d'autres danses entraînantes parfaitement applicables aux natures méridionales, qui s'étiolent et se déforment sous l'action du travail trop assidu et de la chaleur trop intense.

J'allais oublier l'escrime, qui, comme on le verra tout à l'heure, a un enseignement officiel à Madrid et est démontrée également par des maîtres français (Madrid, Barcelone, Séville) et dans des sociétés ou cercles analogues aux nôtres ; et aussi la vélocipédie qui dans beaucoup de villes compte des sociétés spéciales.

§ 4. — L'ÉCOLE DE GYMNASTIQUE DE MADRID

Je n'ai pas besoin de prouver la nécessité d'aider au développement du corps par les exercices gymnastiques et les jeux. C'est une nécessité que comprennent nos voisins les Espagnols et depuis quelques années, pour remédier à l'abandon dans lequel était et est encore tenue la gymnastique dans les collèges d'enseignement secondaire et les écoles primaires, ils ont fondé à Madrid une « École centrale de gymnastique », situé rue du Barquillo, dans l'ancienne demeure des comtes de Vegamar.

Dans la séance des Cortès du 10 juillet 1879, un des députés, M. Fernando de Gabriel, présenta à ses collègues un projet de loi pour l'obligation de l'enseignement de « la gymnastique hygiénique » dans les Instituts d'enseignement secondaire et les écoles normales des maîtres et maîtresses ; il demandait aussi que, pour obtenir le grade de bachelier, on produisît un certificat constatant qu'on avait suivi pendant trois ans un cours de gymnastique.

Cette proposition fut reprise par le député Becerra le 31 octobre 1881. Il fit l'histoire et l'éloge de la gymnastique, au double point de vue éducatif et sanitaire, et il eut l'occasion de rappeler les efforts de son compatriote le colonel Amoros (marquis de Sotelo) qui, sous la protection du fameux prince de la Paix, établit, en 1800, à Madrid, un Institut pestalozzien dans lequel il essaya d'établir les principes de la gymnastique, qui commençaient à se répandre dans le reste de l'Europe. Mais l'indifférence des Espagnols, les préoccupations politiques, bientôt suivies de la guerre hispano-française, toutes ces raisons entravèrent les tentatives du colonel Amoros. Il alla en France en 1815, et en 1818 il y transporta sa méthode qui eut un grand succès.

Je ne veux pas à suivre les développements du député Becerra dans cette séance du 31 octobre 1881, au cours de laquelle le ministre du Fomento (Instruction publique, etc.) vint déclarer qu'il existait déjà, à Séville, un Institut de gymnastique établi dans les meilleures conditions, et pouvant disposer de quatre-vingts places gratuites.

C'est seulement à la date du 9 mars 1883, que fut promulguée la loi créant une école centrale de maîtres et maîtresses de gymnastique, dont le règlement ne fut approuvé que le 22 octobre 1886.

Ce règlement organisait le personnel, l'enseignement de l'école, et lui annexait deux écoles élémentaires, l'une de garçons, l'autre de filles, dans lesquelles seraient appliquées, par les élèves de l'école de gymnastique, les principes qui leur auraient été enseignés dans celle-ci.

Le personnel de l'école établi par le règlement se compose : 1º d'un directeur, Mariano Ordax, docteur en médecine de la faculté de Valladolid, qui a été directeur, à Madrid, et à Séville, d'établissements de gymnastique, et qui enseigne la théorie et la gymnastique sans appareil, et les exercices militaires ; 2º d'un sous-directeur, le docteur R. Garia Braca y Fran déjà médecin inspecteur de l'école Frœbel : il enseigne, à l'école, l'hygiène et la physiologie ; 3º d'un secrétaire, M. Alfredo Seranno Fatigati, médecin distingué, auteur de la *Médecine sans médecin*, et qui professe, à l'école, l'anatomie et les leçons d'appareils et bandages ; 4º d'un professeur de gymnastique avec appareils, M. Eugène Fernandez ; 5º d'un professeur de pédagogie gymnastique. M. Francisco Pedregal y Prida, ancien officier de mérite et auteur d'un livre intitulé *Gymnastica civil et militar* (1884) adopté dans les écoles militaires de la Péninsule ; 6º d'un professeur d'escrime, M. Francisco de la Macorra y Guyeño, passionné pour son art en lequel il excelle, qui, pour l'enseignement de l'épée, s'inspire aussi bien de notre école française que de l'ancienne école espagnole, qui donne nos leçons classiques de fleuret, est très expert dans la pratique du sabre de la canne et de la « navaja ».

J'ai pu, le jour où j'ai visité l'école, assister à une leçon simultanée faite par le maître aux élèves. Le même jour j'ai assisté à la consultation, et à la pose d'appareils orthopédiques par le docteur Alexandre San Martin, professeur à la Faculté de médecine de Madrid, qui m'a fait, avec une grâce charmante, les honneurs de l'établissement, et m'en a fait expliquer tous les rouages.

En ce moment, l'école traverse une crise sérieuse. Il est question de la supprimer pour les dépenses qu'elle occasionne (33,000 fr. par an), et pour son peu d'utilité. Il y a peut-être là un malentendu. Jusqu'ici un assez grand nombre d'élèves ont suivi les deux années de cours, dont je parlerai tout à l'heure. Médecins, instituteurs, ou même simples particuliers, ont acquis, à force de travail, le titre qui leur permettrait d'enseigner à leur tour la gymnastique dans les Instituts secondaires et les écoles normales ou primaires. Mais encore on n'a donné aucun emploi aux diplômés, et la loi créée pour développer, dans les divers centres d'enseignement, les principes de la gymnastique, resta lettre morte. Le jour où elle sera appliquée, l'utilité de l'école sera démontrée et appréciable pour tous. Peut-être une question d'économie s'oppose-t-elle à l'application pure et simple, et d'ailleurs fort désirable, de la loi du 9 mars 1883.

L'enseignement donné à l'école centrale de gymnastique est aussi complet que possible. Sans vouloir consigner ici tous les articles du programme, je puis, du moins, indiquer l'esprit et les principales matières de chacun des cours. Le premier comprend les éléments d'anatomie humaine, d'appareils et bandages ; il est divisé en leçons sur les os, les articulations, les muscles, nerfs, vaisseaux, organes des sens : le programme insiste sur la nécessité de faire l'anatomie de chaque région, et, après les avoir indiquées, parle des bandages et pansement qui leur sont applicables.

Le cours de gymnastique à l'air libre, sans appareils, entre dans l'étude de la physiologie des divers organes, de l'hygiène de la gymnastique, de l'application de la gymnastique aux diverses maladies générales, et termine par l'étude raisonnée des divers mouvements, marches, sauts, etc.

Le cours d'escrime débute par un historique de la science des diverses armes ; son programme pour le sabre est très détaillé, les attaques, les parades, les ruses de ce jeu très cultivé en Espagne, y sont donnés avec développement ; de même pour l'étude de la canne et du maniement du fusil. Il n'y a rien pour le fleuret.

Ces trois enseignements forment le premier cours proprement dit, donné la première année.

Pour la seconde année, un professeur enseigne la physiologie (toutes les fonctions) et l'hygiène (air, lumière, climats, vêtements, nourriture).

Un second cours est consacré à la gymnastique avec appareils, et donne des règles d'application de la gymnastique, ainsi que la description et l'usage de chaque appareil.

Enfin un troisième cours est consacré à des notions de pédagogie soit générales, soit appliquées à la gymnastique ; on y enseigne des notions de lecture à haute voix et de déclamation propres à exercer les fonctions respiratoires et à assurer le développement de la poitrine ; les derniers articles de ce programme sont rangés sous les chefs suivants : études anthropologiques, principes d'éducation, idée de la nature humaine, conception de la vie, du développement de l'activité, de la sensibilité, des systèmes et procédés d'enseignement, et on passe également en revue les diverses notions sur l'éducation des sens, de l'intelligence, et même sur l'éducation morale. C'est dans ce cours que prennent place les excursions. Tel est le programme d'enseignement de cette École centrale de gymnastique qui constitue un foyer de lumière, un centre d'initiative réellement utile. Il y a lieu d'espérer que l'enseignement qu'il donne à une élite se répandra, par celle-ci, dans les divers centres secondaires, et que le développement physique bien compris du peuple espagnol sortira de ce besoin de régénération, que manifestent avec tant d'énergie les pédagogues et les médecins de ce pays.

IMPRIMERIE CENTRALE DES CHEMINS DE FER — IMPRIMERIE CHAIX
RUE BERGÈRE, 20. — 25886-11-91.